Mila Bunijevac
Mirjana Petrović-Lazić
Siniša Maksimović

Qualidade de vida dos doentes após laringectomia total

Mila Bunijevac
Mirjana Petrović-Lazić
Siniša Maksimović

Qualidade de vida dos doentes após laringectomia total

ScienciaScripts

Imprint

Any brand names and product names mentioned in this book are subject to trademark, brand or patent protection and are trademarks or registered trademarks of their respective holders. The use of brand names, product names, common names, trade names, product descriptions etc. even without a particular marking in this work is in no way to be construed to mean that such names may be regarded as unrestricted in respect of trademark and brand protection legislation and could thus be used by anyone.

Cover image: www.ingimage.com

This book is a translation from the original published under ISBN 978-620-2-05332-7.

Publisher:
Sciencia Scripts
is a trademark of
Dodo Books Indian Ocean Ltd. and OmniScriptum S.R.L publishing group

120 High Road, East Finchley, London, N2 9ED, United Kingdom
Str. Armeneasca 28/1, office 1, Chisinau MD-2012, Republic of Moldova, Europe
Printed at: see last page
ISBN: 978-620-7-73889-2

Conteúdo

Resumo

Objetivo. O objetivo deste estudo foi avaliar a qualidade de vida dos doentes após laringectomia total e determinar a influência de uma reabilitação vocal na melhoria da qualidade de vida destes doentes.

Métodos. O estudo incluiu 45 pacientes, 25 pacientes estavam no grupo experimental e 20 pacientes estavam no grupo de controlo. O grupo experimental era constituído por inquiridos do sexo masculino após laringectomia total que dominavam a fala esofágica, com idades compreendidas entre os 54 e os 72 anos. Foi efectuada uma avaliação subjectiva da voz, utilizando o questionário SF-36, que é uma versão válida e culturalmente adaptada da língua sérvia, composta por 36 perguntas, que mede o funcionamento nas seguintes áreas: capacidade funcional, capacidade física, capacidade emocional, vitalidade, saúde mental, funcionamento social, dor e saúde geral.

Resultados. O SF-36 mostrou que os pacientes após a reabilitação vocal têm pontuações mais altas em todos os subtestes. Utilizando o teste t para grandes amostras independentes, foi encontrada uma diferença estatisticamente significativa entre o grupo experimental no início da medição e o grupo de controlo em todos os subtestes. A significância estatística está ao nível de 0,01. O valor médio (M) é mais baixo no grupo experimental no início da avaliação do que no grupo de controlo. Em contraste com este resultado, não há diferença estatisticamente significativa entre o grupo experimental no final da medição e o grupo de controlo.

Conclusões. A reabilitação vocal foi significativa em pacientes após laringectomia total; além de dominar alguns dos métodos de fala, esses pacientes conseguiram superar o sentimento de vergonha devido à aparência física após a operação e fortalecer sua autoconfiança.

Unitermos: Neoplasias da Laringe, Laringectomia Total, Reabilitação Vocal, Qualidade de Vida, Medida, Escala SF-36.

Capítulo 1. ANATOMIA

1.1. Laringe

A laringe (caixa vocal) é o gerador da voz e o órgão mais importante da fonação. Representa uma parte do trato respiratório e, como tal, desempenha um papel importante na respiração, enquanto a sua função fonatória é secundária. A laringe é a parte inicial do trato respiratório inferior, situada na parte anterior do pescoço, a uma altura entre a terceira e a sexta coluna cervical. Apresenta um prisma tripartido na sua parte superior e, na parte inferior, tem a forma de um tubo. A parte superior está ligada ao osso sublingual, é descida pelas artérias, a parte posterior está coberta pelos músculos da garganta e o lado da glândula tiroide, bem como os grandes vasos sanguíneos e os nervos do pescoço.

1.2. Arandos para a laringe

As fendas das lacunas formam uma camada sólida das suas paredes. O esqueleto da laringe craniana é constituído por cartilagem ímpar, que possui 4 *(cartílago thyreoidea, cricoidea, epiglottica i procricoidea),* enquanto a cartilagem de vapor possui 6 *(cartilago arytenoidea, corniculata, cuneiformis, sesamoidea anterior, triticea, sesamoidea posterior).*

A cartilagem protetora *(Cartilago thyreoidea)* é a maior cartilagem hialina da laringe, com a forma de um escudo. A cartilagem protetora é composta por duas placas quadradas, as lâminas, ligadas pelo bordo anterior ao longo do ângulo da cartilagem protetora. Na parte superior da articulação da lâmina da cartilagem escudo, há uma fenda convexa *(Pomumi Adami)* e uma fenda fácil de usar. Em cada lâmina existem dois crescimentos cartilaginosos - os cornos superiores *(cornu superior)* e os cornos inferiores *(cornu inferior)* que se ligam à cartilagem anular da laringe.

A cartilagem anelar *(Cartilago cricoidea)* é uma cartilagem hialina estranha da laringe, com a forma de um anel. A parte da frente *(arcus)* é estreita e a parte de trás *(lâmina)* é muito mais larga. Na lâmina existem superfícies articulares para a articulação com as cartilagens aritenoides e no arco para a articulação dos cornos inferiores da cartilagem da cartilagem. Esta cartilagem é importante para a manutenção do lúmen e do esqueleto da laringe.

A cartilagem crioide forma uma abertura única, ininterrupta e firme na entrada da traqueia.

As cartilagens aritenoides *(Cartílago arytenoidea)* são cartilagens de vapor da laringe, construídas de cartilagem hialina, exceto a sua extensão vocal e o seu topo que são feitos de cartilagem elástica. São uma forma de pirâmide de três lados, cuja base é unida com cartilagem anelar. Em cada cartilagem arrinóide, existem duas sequências distintas - a continuação vocal *(processus vocalis)* e a extensão muscular *(processus muscularis)*. O músculo do vocalista *(m. thyreo-ariytenoideus)* está ligado à sequência vocal, e a sequência musical também acompanha o vocal em movimento (Petrović-Lazić e Ivanković, 2004; Cvejić e Kosanović, 1982).

1.3. Articulações da laringe

A mobilidade da laringe é possibilitada por duas articulações muito importantes em ambos os lados da laringe, nomeadamente: a articulação crico - tiroideia e a articulação crico - aritenoideia. A articulação crico-tiroideia é uma articulação estável com um encaixe articular, quatro ligamentos articulares e uma membrana sinovial. Esta articulação liga a superfície articular do corno inferior da cartilagem com a superfície articular da extremidade posterior da cartilagem anelar e permite a rotação da laringe em torno do eixo horizontal. Os movimentos de rotação são extremamente importantes na fonação porque, desta forma, as cordas vocais contraem-se. A articulação cricoaritenóidea é também uma articulação tendinosa de paran, reforçada por uma cápsula articular e por um ligamento. Esta articulação liga a superfície articular na extremidade superior da cartilagem anelar a uma superfície articular na parte inferior da cartilagem aritenoideia. Esta articulação tem um grande significado para a fonação e respiração, uma vez que permite o movimento de uma voz para a outra (a posição de fonação) e a distância da linha média da laringe (posição respiratória) (Petrović-Lazić e Kosanović, 2008).

1.4. Músculos da laringe

Para o desempenho normal do movimento na laringe, durante a fonação, deve haver uma coordenação completa do trabalho de todos os músculos - grupos externos e internos de efeitos sinérgicos e antagónicos.

Os músculos ***laríngeos externos*** permitem a elevação, a descida, a fixação e a suspensão da laringe. Fixam-se principalmente no tórax e no osso sublingual, ou seja, ligam a laringe ao osso hioide e elevam-na durante a deglutição.

Os músculos depressores da laringe são os músculos infra-vermelhos: *m. sternohyoideus, m. omohyoideus, m. sternothyreoideus e m. thyreohyoideus.*

Os músculos elevadores da laringe são: *m. thyreohyoideus e músculos suprahyoidus: m. digastricus, m. stylohyoideus, m. mylohioideus e m. geniohioideus.*

Os músculos elevadores da faringe e da laringe: *m. palatofaríngeo* e *m. estilofaríngeo* formam uma camada profunda de cãibras musculares. O músculo *palatofaríngeo* situa-se no interior e o *estilofaríngeo* no lado exterior do constritor superior da garganta.

Músculos constritores da sede: *m. constrictor pharynges superior, m. constrictor pharyngis inferior.* Os constritores da garganta são músculos largos e finos, compostos por fibras transversais e oblíquas, que compreendem a última parede e as paredes laterais da garganta. Constituem a camada superficial do músculo do intestino, enquanto os músculos longitudinais da garganta se encontram numa camada mais profunda. As três constelações da garganta estão ligadas na parte posterior ao longo da rafe *paríngea*.

Os músculos internos da laringe são pequenas articulações transversais, curtas, que se ligam a ambas as extremidades da cartilagem da laringe e as dirigem uma para a outra. Estes músculos têm diferentes origens, inércias e efeitos, e a sua divisão em diferentes grupos é apresentada de forma diferente.

Estes músculos actuam na fonação e na respiração, da seguinte forma: *a)* sobre as cordas vocais que podem ser tensores *(tensores)*, adutores ou câmaras *(abdutores)*, e *b)* para a abertura da entrada da laringe quando aberta ou fechada.

Devido a este facto, os músculos da laringe podem ser classificados nos cinco grupos seguintes.

1. Tensor da voz *sum. vocalis (m. tyreo-arythenoideus pars interna (internus) seu m. vocalis)* e m. *crico-thyroideus (anterior)*.

2. Os adutores das cordas vocais são o músculo criocardioideu externo (*m. cricoarytenoideus lateralis (lateralis), o músculo* aritenoideu cortante (*m. arytenoideus abloquus), o* músculo aritenoideu transverso (*m. interarythenoideus (transversus)* e o músculo tireoaritenóideo (*m. thyroarytenoideuspars externa (externus)*).

3. O abdutor é o último músculo *criocarinoide (m. cricoarytenoideus posterior (posticus)*.

4. A abertura da entrada da laringe é feita pelo músculo *tireopiglótico (m. thyroepiglotticus)* e por partes *do m. thyreoarythenoideus.*

5. O fecho da abertura da laringe é feito pelo músculo *ariepiglote (m. aryepiglotticus)* e partes *do m. arytenoideus transversus.*

Todos os músculos da laringe são estáveis, à direita e à esquerda, exceto o m. arytenoideus transversus, que é estranho.

Músculos e nervos da laringe n. vagus, e as fibras somatomotoras que recebe do *n. accessorius*, através do seu ramo interno (*r. internus*). Estas fibras chegam ao músculo *laríngeo* através da recorrência do *n. laryngeus* do seu ramo final *n. laryngeus* inferior. Apenas *o m. cricothyroideusobium* fibra sobre o *n. laryngeus* superiormente de seus ramos externos (*r. externus*).

1.5. Ingestão da laringe

A indução da laringe, motora e sensorial, dá origem a dois ramos *n.vagus de* ambos os lados da porta: *n. laríngeo superior* e *n. laríngeo inferior (recurrens)*.

Ambos os nervos laríngeos, superior e posterior, têm um início no *nc. ambigusuu* estendido no cérebro. De saída, as fibras são ligadas ao *n. vago* que as transporta até à sua separação. A sincronia no trabalho da laringe muscular é proporcionada pelo cruzamento das fibras que emergem do *nc. ambigus*.

O nervo laríngeo *superior* (n. *laríngeo superior)* é um nervo misto que está separado do *n. vago* e participa na inércia sensorial e motora da laringe através dos seus dois ramos: o interno, que é sensível à parte supraglótica da laringe e o externo, que é motor para o músculo cricotiroideu.

O nervo laríngeo inferior (*n. laryngeus inferior s. recurrens)* é um nervo estável. Inerva toda a musculatura da laringe, exceto o músculo cricotiroideu. O nervo de retorno separa-se do *n. vago* a diferentes alturas. O esquerdo é mais comprido e mais grosso, separa-se à altura do arco aórtico, o direito é mais curto e mais fino, separa-se à altura da artéria subclávia. No seu caminho para a garganta, ambos os nervos estão localizados no espaço entre o baço e o esófago. À esquerda, após descer para a cavidade torácica, faz um loop e gira em torno do arco aórtico, e à direita em torno da artéria subclávia. Os nervos entram na laringe na altura da articulação cricotiocárdica, onde se dividem em dois ramos: motor, para todos os músculos internos da laringe, e sensitivo, para a parte glítzica-subglótica da laringe.

Cada recorte inerva a sua metade da laringe e não tem fibras no lado oposto, exceto o m. inter aritenoideus que inerva ambas as partes, havendo aí alguns ramos anastomóticos.

Os músculos externos da laringe inervam *o n. vago* e os nervos cervicais através do plexo *faríngeo e do plexo cervical. O plexo faríngeo* forma *o n. vago, o n. glossofaríngeo* e o gânglio cervical superior.

Um controlo neurofisiológico altamente integrado é essencial para uma fonação normal. O controlo das funções laríngeas evoluiu filogeneticamente de simples reflexos de esfíncter-dilatação para proteção das vias respiratórias inferiores para automatismos de fonação altamente especializados. O desenvolvimento e a associação do córtex cerebral com centros subcorticais resultaram, entre outras coisas, na coordenação dos movimentos dos músculos internos da laringe. A nível filogenético, a laringe é muito mais antiga do que o sistema neuromuscular da fonação e da articulação. Os adaptadores filogenéticos e ontogenéticos são as estruturas mais antigas da laringe e, portanto, são mais resistentes à ação de diferentes noxes (Petrović -Lazić et al., 2010b).

l. 6. Lúmen da laringe

O lúmen da laringe estende-se desde as pregas *ariepiglóticas* até ao bordo inferior da cartilagem anelar, a partir da qual se estende o lúmen do baço. Tem uma forma de arenito. Com a comunicação faríngea através do *aditus laryngiskogo,* a borda livre anterior da *epiglote* é delimitada, e as pregas mucosas laterais entre a epiglote e a cartilagem *aritenoide-placa ariepiglótica.* Estas pregas remetem para a cartilagem aritenoideia, entre a qual se situa a *incisura interaritenóidea.* No andar superior da laringe, a supraglote contém duas pregas sagitais, cordas vocais falsas - bexigas ventriculares constituídas por uma mucosa que recobre o ligamento ventricular e a parte externa do músculo arteriovenoso da tiroide.

Abaixo destes conjuntos encontram-se as vozes reais - *plicae vocales.* O ligamento vocal e *m . vocalis.* Inspiram-se primeiro no interior do ângulo da cartilagem tiroide e divergem em direção aos arcos vocais da cartilagem aritenoide. O espaço entre as vozes chama-se *rima glottidis.*

O local onde se fixam as extremidades anteriores dos ligamentos vocais é o painel frontal. A zona interaritóide *(a zona entre as cartilagens aritóides)* é designada por último comissário.

As mesmas vozes nos três quintos anteriores formam o ligamento vocal *(pars membranacea)* e nos dois últimos quintos o ligamento vocal da cartilagem aritenoide *(pars cartilagínea).* Entre a voz direita e a voz falsa existem duas cavidades - ventrículo laríngeo *(Morgagni).* O ventrículo lateral chega até ao músculo arterienoide da tiroide. Por vezes existe um prolongamento destes ventrículos *(saculus laryngis)* que pode atingir o osso hipoideu alto.

O lúmen da laringe é dividido em três andares através das pregas ventriculares e vocais.

• **Supraglote**: é constituída por epiglote, rugas ariepiglóticas, vozes falsas *(ou rugas)* e câmaras laríngeas *(ventrículo).* Platelet *ventricularis* - a matriz ventricular é uma projeção oval simétrica no lúmen da laringe. É constituído por uma parte externa do músculo *arteriovenoso* da tiroide e por um ligamento ventricular que faz parte da membrana elástica da laringe. Estes conjuntos participam ativamente na formação e na constituição da cavidade da laringe, onde se produzem a ressonância inicial e a impedância da voz.

• **Glotis**: realizado por vozes reais (conjuntos vocais), comissários frontais e posteriores. Plicae *(Chordae)* vocales - as cordas vocais são tecidos musculares - conjuntivos estriados que se estendem desde o ângulo da cartilagem escudo até à continuação vocal da cartilagem aritenoide.

• **Subglote**: é a região abaixo das vozes direitas que desce até ao limite inferior da cartilagem crióide.

De acordo com Hiran, os mensageiros têm uma estrutura em camadas. Histologicamente, distinguem-se cinco camadas. A primeira camada é um epitélio do tipo plaquetário, que é uma cápsula fina, cujo objetivo é manter a forma vocal. A camada intermédia é constituída por três camadas. A primeira camada é constituída por componentes fibrosos soltos, a camada intermédia é constituída principalmente por fibras elásticas e a camada profunda por colagénio. Todas as três camadas juntas formam a lâmina própria. A superfície da lâmina própria é conhecida como espaço de Reinke, foi construída a partir de matéria amorfa que vibra durante a fonação. As camadas média e profunda formam o ligamento vocal.

Por baixo da camada profunda da lâmina, existe um músculo vocal constituído por fibras musculares com estrias transversais.

O Conus elasticus está medicamente disposto com o músculo vocal e está firmemente ligado a ele e às suas fibras. Em muitos sítios, penetra nas fibras do músculo vocal, pelo que estes dois elementos vibram da mesma forma.

As vozes de um homem adulto têm, em média, 22 a 25 mm de comprimento e, nas mulheres, entre 18 e 20 mm. Durante a respiração, a glote (o espaço entre as vozes) tem uma forma triangular. No fundo, as cordas vocais aproximam-se uma da outra e fecham completamente o lúmen da laringe. A sua admissão na linha média da laringe e as vibrações levam à produção de som.

Entre as pregas ventriculares e as cordas vocais existe o ventrículo de Morgani, que é um recesso na parede da laringe que se estende até ao músculo tireoaritenóideo exterior. O ventrículo de Morgan do homem pode ser considerado como um órgão rudimentar (Petrović-Lazić e Kosanović, 2008).

1.7. Fisiologia da laringe

As funções da laringe são numerosas, mutuamente condicionadas e relacionadas. A laringe tem um papel importante na função respiratória, na função protetora e nas funções fonatórias.

1.7.1. Função respiratória

A laringe é uma parte da via aérea que regula o fluxo de ar nos pulmões. A laringe representa a parte mais estreita do mecanismo de fonação, onde o fluxo de ar é ativado por um mecanismo de válvula fina. A regulação do tamanho da abertura da glote é reflexa.

Numa respiração calma, as cordas vocais estão no meio entre a atuação e a abdução. Durante a inspiração do vocalista, elas misturam-se ligeiramente e, quando são expiradas, os bens chegam. Com o esforço e a respiração profunda, este movimento das cordas vocais é mais pronunciado.

1.7.2. Função de proteção

A laringe desempenha um papel importante na proteção do trato respiratório inferior contra a aspiração de alimentos e líquidos através do sistema de esfíncteres e reflexos. A função linfática da laringe permite que o fecho da laringe proteja a árvore traqueobrônquica durante a deglutição e o vómito, activando o mecanismo da tosse e proporcionando resistência à pressão subglótica do pilar aéreo.

1.7.3. Função de funções

A laringe faz parte de um sistema de órgãos que participam na formação da voz e da fala. A passagem do ar da árvore traqueobrônquica através da glote vibratória produz a voz. A pressão no interior do pilar de ar glótico apresenta-se como uma força que faz com que os vocalistas vibrem e produzam uma voz. Nos últimos anos, têm surgido numerosas teorias sobre o aparecimento da voz. A última de uma série, a teoria mielástica - aerodinâmica, está em vigor desde os anos cinquenta do século passado. Hoje em dia, a teoria aerodinâmica da vibração muscular, amplamente aceite, é apoiada por muitas provas e refuta a teoria neuromuscular, segundo a qual a vibração vocal surge devido a contracções activas dos músculos da laringe na frequência do tom laríngeo produzido.

A investigação moderna demonstrou que os mensageiros vocais transmitem energia. É aqui que a energia aerodinâmica da coluna de ar se transforma na energia acústica do tom emitido. O aspeto aerodinâmico está relacionado com a lei da dinâmica dos fluidos durante a fonação, em que o efeito Bernoulli, ao nível do estreitamento glótico, implica uma maior velocidade de fluxo, com menos pressão.

Para além do efeito de Bernoulli, a elasticidade dos tecidos também contribui para o retorno das cordas vocais à posição inicial de adução. Com a vibração das cordas vocais, é criado um tom laríngeo básico de intensidade e altura diferentes.

1.8. Osso hioide

O osso hioide, ou osso lingual, está localizado na parte da frente do pescoço, acima da laringe. Pode ser palpado através da pele e serve de ponto focal para os procedimentos cirúrgicos. Tem a forma de uma ferradura e distingue o corpo (*corpus*) de cada lado e, de cada lado, dois cornos, sendo o superior mais pequeno e o inferior maior. O corno menor é o ligamento *estilocárdico* associado à extensão *estiloide* do osso temporal e, através da membrana *tiroideia,* à laringe. Neste osso, é injetado um maior número de músculos, os músculos *supra-hióideos* ou *nadhióideos na* parte superior e os músculos *infra-heidais* ou *podhióideos* na parte inferior. Este osso é único porque é o único que não está diretamente ligado ao esqueleto. Este fenómeno é único nos humanos porque permite a mobilidade do osso *hioide*, bem como da laringe (Petrović-Lazić et al., 2010b).

1.9. Faringe

A garganta é um órgão músculo-membranar que faz parte do trato digestivo e respiratório. Tem a forma de uma taça com a parte superior voltada para baixo, envolvida por um revestimento fibro-muscular. O comprimento é de 12-14 cm e estende-se desde a base do crânio até à altura da sexta coluna vertebral, ou seja, até ao bordo inferior da cartilagem crióide, onde continua com o esófago. Na parte superior tem uma largura de 3,5 cm e na passagem para o esófago tem cerca de 1,5 cm de largura. A cavidade faríngea comunica-se pela frente, descendo de baixo para cima com: cascos, cascos e laringe. Nas paredes laterais da parte nasal da faringe, abre-se a boca faríngea dos tubos de Eustahi, através da qual a cavidade do ouvido médio comunica com a cavidade faríngea.

A Pharynks está dividida em três pisos:

- nasofaringe - epifaringe - pars nasalis pharyngis (medula espinal nasal)

- mesofaringe - orofaringe - pars oralis pharyngis (parte central ou oral da garganta)

- hipofaringe - pars laringea pharyngis - laringofaringe (fundo da garganta)

A cavidade da nasofaringe estende-se desde a base do crânio até à altura do palato mole, que representa o limite entre este e o andar médio. Da função correcta do palato mole depende a participação ou não do ressonador nasal no fundo.

A orofaringe comunica-se pela frente com uma seringa bucal. O seu limite superior situa-se à altura de um palato mole. O limite para o andar inferior não está claramente definido e representa uma linha imaginária que passa ao longo do bordo superior da epiglote ou do osso hioide. A comunicação entre a orofaringe e a cavidade oral é de grande importância para a fonação e a fala devido à unidade do ressonador orofaríngeo e do espaço articular.

A hipofaringe comunica pela frente com o lúmen da laringe e o seu bordo inferior corresponde à boca do esófago. Lateralmente, a partir da entrada da laringe, existe um recesso semelhante a uma bolsa - recessus piriformis *ou* seio piriforme.

Todos os andares da faringe estão intimamente interligados e representam um todo anatómico e funcional. A faringe possui uma musculatura potente e muito móvel que permite alterar a forma, o volume e a tensão das paredes, o que é de grande importância na fonação e na deglutição.

A mucosa da faringe é revestida por um epitélio do tipo plaquetário, com exceção da parte superior da epífise, que apresenta um epitélio cilíndrico-fusível.

Capítulo 2. CANCRO DA LARINGE

2.1. Etiologia

As causas das doenças malignas ainda não foram definidas com exatidão. Apenas podemos falar de factores predisponentes. Investigações anteriores sobre as causas das doenças malignas mostram que estas são o resultado da interação entre o fator genético e os factores ambientais. A laringe é um dos tumores malignos mais comuns da cabeça e do pescoço. Os indicadores da presença de tumores da cabeça ou do pescoço podem ser rouquidão, dificuldades respiratórias ou de deglutição, aumento dos gânglios linfáticos do pescoço, dores de ouvido. Cerca de 95% dos casos de cancro da laringe são causados pelo consumo excessivo de tabaco e/ou álcool, pela infeção pelo papilomavírus humano (HPV tipo 16) e por más condições socioeconómicas. Os tumores da cabeça e pescoço ocorrem maioritariamente entre os 50 e os 70 anos de idade (Head and Neck Cancer, 2011).

Estudos epidemiológicos indicam uma forte associação entre o tabagismo e a ocorrência de condições pré-cancerosas e cancro da laringe. O carcinoma de enfermagem é extremamente raro em não fumadores, 5% do número total de não fumadores (Nešić, 2012, de acordo com Brouhaetal., 2005). Fumar, especialmente em combinação com álcool, aumenta a incidência de cancro da laringe, especialmente na região supraglótica (Maier, et al., 2002, Nešić, 2012, de acordo com Hashibe, et al., 2009).

O fator de risco é tudo o que aumenta as hipóteses de uma pessoa sofrer de uma doença, como o cancro. Diferentes carcinomas têm diferentes fatores de risco (Petrović -Lazić e Kulić, 2014). Existem vários fatores de risco para o cancro da laringe.

2.2. Factores predisponentes para a formação de tumores nas cordas vocais

1. *Tabagismo:* o tabagismo ou fumo do tabaco é o fator de risco mais importante no que diz respeito ao cancro da laringe. Quanto mais cigarros consumir, maior é o risco. O risco de contrair cancro da laringe é 5 a 35 vezes maior nos fumadores do que nos não fumadores, dependendo do número de cigarros e da duração do consumo.

2. *Abuso de álcool*: as pessoas que bebem muito têm um risco de cancro da laringe 2 a 5 vezes superior ao das pessoas que não bebem. Ao mesmo tempo, o consumo de tabaco e de álcool aumenta significativamente a probabilidade de cancro da laringe. Alguns relatórios dizem que há mais de 100 vezes uma oportunidade para essas doenças pessoas. O tabagismo ativo e passivo e o consumo de álcool são factores predisponentes que prejudicam a mucosa laríngea local.

3. *Má nutrição:* a má nutrição está mais frequentemente associada ao alcoolismo e pode, em parte, ser a causa do álcool como fator de risco. Pensa-se que a carência de

vitamina B, de vitamina A e de retinóides desempenha um papel importante.

4. Por conseguinte, constitui um risco para o carcinoma de algumas partes da laringe. *Refluxo gastroesofágico: o* refluxo gastroesofágico representa a passagem do ácido gástrico para o esófago e provoca "azia". Este ácido irrita o esófago e aumenta o risco de carcinoma do esófago. Alguns estudos sugerem que esta irritação pode espalhar-se para a faringe e pode *doença de refluxo* - DRGE (DRGE) é causada pela presença de ácido do conteúdo gástrico na membrana mucosa do esófago. Esta entidade está cada vez mais presente devido ao modo de vida, à elevada exposição a situações de stress. Contribui também o consumo irregular e desregrado de alimentos e bebidas em quantidades inadequadas por refeição, o uso de álcool, bebidas gaseificadas e tabaco. Devido a tudo isto, a inflamação da mucosa resulta do aparecimento de uma irritação química. A inflamação causada pela irritação química é um fator de predisposição comum e pode estar associada a tumores da laringe (Petrović-Lazić et al., 2010b).

5. *Papilomavírus humano* **(HPV)**: Há muito que se conhece o papel de alguns vírus no desenvolvimento de doenças malignas. Os vírus do papiloma humano representam um grupo de cerca de 100 vírus, a maioria dos quais provoca verrugas na pele. Alguns tipos são causados por verrugas genitais que, por vezes, podem passar para o carcinoma da vagina, do colo do útero ou do pénis. Raramente, estes vírus podem passar da vagina da mãe para a laringe do bebé durante o parto. Provocam uma doença não cancerosa designada por papilomatose laríngea. Manifesta-se como um mau humor, e se houver alterações na laringe pode também causar problemas respiratórios. As crianças com estas alterações benignas podem ter um risco ligeiramente superior de desenvolver cancro da laringe muitos anos mais tarde. A presença do vírus foi demonstrada por vários estudos em 16-54% dos doentes com cancro da laringe, mas também se encontra uma infeção latente em tecidos saudáveis. Hoffmann et al. (2005) encontraram a presença de HPV no tumor primário em 63%, e em metástases regionais em 39% dos pacientes, estes são os tipos mais comuns 16 e 33 (Nešić, 2012, de acordo com Hoffman et al., 2005).

6. *Sistema imunitário debilitado*: O carcinoma da cabeça e pescoço é muito mais comum em pessoas com um sistema imunitário enfraquecido. Os problemas do sistema imunitário podem ser causados por doenças congénitas (de origem congénita), podem ser causados pela síndrome da imunodeficiência adquirida (também conhecida como *SIDA* ou *SIDA)* e podem ser causados por alguns medicamentos administrados aos doentes após o transplante (transplante) do órgão.

7. *Exposição profissional:* exposição prolongada a poeiras de madeira e a vapores de algumas cores, bem como a vários produtos químicos utilizados na metalurgia, na petroquímica, na indústria têxtil e no processamento de plásticos. O amianto é uma fibra mineral que pode entrar nos pulmões por inalação e é um fator importante para a

formação de duas formas de cancro do pulmão: o mesotelioma e o carcinoma broncogénico. Alguns estudos sugerem que o amianto pode também ser um fator de risco para o aparecimento de cancro da laringe.

8. **Poluição atmosférica** - os irritantes mecânicos e químicos afectam muito negativamente a membrana mucosa da laringe. Dos poluentes industriais, foi provada a correlação entre poeiras, amianto, formaldeído e muitos outros produtos da indústria petroquímica e o carcinoma da laringe, mas não é tão semelhante à força da ligação entre esta doença maligna e o consumo de álcool e de cigarros (Nešić, 2012, de acordo com Miljuš e Živković, 2007).

9. *Género:* O cancro da laringe é 4 a 5 vezes mais frequente nos homens do que nas mulheres. Isto deve-se principalmente ao facto de os dois principais factores de risco, o tabagismo e o alcoolismo, serem muito mais comuns nos homens. Como estes hábitos se tornaram cada vez mais comuns nas mulheres nos últimos anos, esta diferença na incidência de cancro entre homens e mulheres está a diminuir.

10. *Anos:* Como o carcinoma da laringe leva muitos anos a desenvolver-se, é raro em pessoas jovens. A maioria dos doentes com cancro da laringe aparece na casa dos sessenta anos.

11. *Raça:* nas nossas condições, não podemos falar de diferenças raciais, mas podemos mencionar que nos Estados Unidos há mais 50% de cancro da laringe nos negros do que nos brancos (Petrovic-Lazic et al., 2010b).

A investigação a nível mundial mostra que o risco de desenvolvimento e de evolução do carcinoma epitelial da laringe está fortemente relacionado com o tabagismo e o consumo de álcool (vanAs, 2001, segundo Burch et al., 1981; Muscat & Wynder, 1992; Trigg et al., 2000; Al, 1979).

A combinação destes dois factores (tabagismo e consumo de álcool) aumenta significativamente o risco de desenvolver e desenvolver cancro da laringe. Outros factores que estão relacionados com o desenvolvimento do cancro da laringe são os fumadores passivos (VanAs, 2001, segundo Guyatt & Newhouse, 1985; Somerville et al., 1988), a poluição atmosférica (VanAs, 2001, segundo Wynder et al., 1976) e a doença do refluxo gastroesofágico (VanAs, 2001, segundo Ward & Hanson, 1988; Morrison, 1988).

2.3. Tumores benignos e malignos da laringe

Todos os tumores ou, mais precisamente, os surtos laríngeos podem ser divididos em benignos e malignos.

As expansões benignas podem ainda ser pseudotumores e tumores benignos reais. Os pseudotumores da laringe representam emergências que se assemelham macroscopicamente ao tumor, mas as suas propriedades biológicas e estrutura histológica não são verdadeiras neoplasias de natureza inflamatória, degenerativa ou traumática. Os verdadeiros tumores benignos têm uma caraterística tumoral básica, que é o crescimento celular autónomo. Crescem lentamente, não se infiltram no ambiente, não metastizam, mas tendem a recidivar se não forem completamente removidos. Podem ser epiteliais ou conjuntivos.

Os tumores malignos da laringe podem ser de origem epitelial (carcinomas) e de origem mesenquimal (sarcoma). Os sarcomas representam cerca de 1% dos tumores malignos da laringe. Os carcinomas são tumores malignos muito mais comuns da laringe. Os laringomas apresentam uma grande variante histológica de cancro, pelo que a sua classificação patomorfológica é difícil (Nešić, 2012; Petrović -Lazić et al., 2010b).

Os tumores da laringe apresentam-se sob três formas morfológicas: vegetativa, infiltrativa e ulcerosa. Os tumores vegetativos crescem na mucosa, os infiltrativos espalham-se no tecido subcutâneo e, como a proliferação celular não é acompanhada, a vascularização leva à necrose das células com o aparecimento de ulceração. Captam os três níveis da laringe, mas no nosso meio, a localização glótica é a mais comum, a supraglótica um pouco menos e a subglótica menos, com cerca de 5%. O carcinoma invasivo pode desenvolver-se a partir da displasia epitelial, especialmente a partir do carcinoma in situ. Mais de 90% do carcinoma da laringe é um carcinoma planocelular com vários graus de diferenciação. Tem origem na superfície do epitélio - do epitélio em camadas de placas e do epitélio cilíndrico pseudo-camadas, depois de ter sofrido metaplasia escamosa. Dependendo do grau de diferenciação celular, os carcinomas planocelulares são classificados em bom (G1), moderado (G2), pobre (G3) diferenciado e indiferenciado (G4) (Nešić, 2012).

2.4. Epidemiologia do tumor maligno da laringe

Um tumor maligno da laringe no mundo representa cerca de 2% de todos os tumores malignos do corpo e 25% de todos os tumores malignos da cabeça e do pescoço, o que o coloca em segundo lugar na frequência entre os tumores malignos da cabeça e do pescoço. A maioria dos tumores malignos da laringe (cerca de 99%) são carcinomas planocelulares, enquanto outros, como o adenocarcinoma, o condrossarcoma, os cilindros e similares, são extremamente raros. O carcinoma da laringe ocorre predominantemente em fumadores. Nos países onde a percentagem de fumadores é elevada, a incidência desta doença maligna também é maior. Nos Estados Unidos, cerca de 12 milhões de pessoas são afectadas pelo carcinoma da laringe de 300 milhões de pessoas por ano, e cerca de 10 pessoas morrem diariamente (Đanić - Hadžibegović, 2013).

Os tumores malignos da laringe constituem 1-3% de todos os tumores malignos. Do cancro da laringe, 8 a 10 vezes mais homens do que mulheres, e mais comumente a doença ocorre após a idade de cinquenta anos (Nešić, 2012). As estatísticas mostram que existem mais de 600.000 pacientes laringectomizados no mundo (Wu et al., 2014, de acordo com Hirokaz & Takahashi, 2000).

2.5. Tratamento do tumor maligno da laringe

Nas últimas décadas, foram feitos grandes progressos no tratamento do cancro da laringe. A escolha do método terapêutico depende do tipo histológico do tumor maligno, do grau de malignidade histológica, da expansão regional e à distância do tumor, do estado geral dos doentes e da motivação dos doentes para aceitarem a forma de tratamento proposta. A decisão sobre o tratamento é tomada individualmente para cada doente pelo conselho de oncologia. O tratamento implica um método cirúrgico e, nos casos indicados, são aplicadas a radioterapia e a quimioterapia. O tratamento cirúrgico do cancro da laringe pode ser: conservador, reconstrutivo, radical e paliativo (Nešić, 2012).

As operações de conservação envolvem a remoção do tumor, preservando a integridade básica da laringe. Isto envolve uma hordectomia, a remoção de uma corda vocal sem perturbar a integridade da laringe.

As operações de reconstrução foram introduzidas com o objetivo de aliviar a desvantagem que a laringectomia total acarreta. Reduzem-se à remoção de partes doentes da laringe, com a reconstrução da laringe a partir das partes saudáveis restantes e a formação do chamado neolarink, preservando as suas funções, ou seja, a respiração e a fala.

A cirurgia radical implica a laringectomia total. A laringectomia total é um procedimento extenso e radical para remover completamente a laringe, a musculatura pré-arterial e o osso hioide (dependendo da amplitude do procedimento). A laringectomia total pode ser alargada à base da língua, à faringe, à traqueia, à glândula tiroide e aos tecidos moles pré-laríngeos, incluindo a pele.

A cirurgia paliativa é um método cirúrgico que facilita e prolonga a vida dos doentes com cancro da laringe, quando os tratamentos conhecidos não podem ser curados. Isto inclui a redução da massa tumoral para a remoção da dor, a remoção da recidiva em torno da traqueostomia ou da traqueia, traqueotomia, gastrostomia: por vezes, devido à expansão do tumor, não é possível colocar uma sonda nasogástrica. Por vezes, é necessário colocar o tubo para nutrição através da pele e dos músculos do estômago diretamente no estômago (Petrović-Lazić e Kulić, 2014).

Capítulo 3. Laringectomia total

3.1. Evolução histórica da laringectomia total

A primeira laringectomia total no cão foi efectuada por Albers Bon em 1829. O cão viveu durante 9 dias. A primeira laringectomia bem sucedida em pacientes com cancro da laringe foi realizada por Theodor Billroth, um grande cirurgião, em Viena, em 1873, num professor de veronauka de trinta e seis anos de idade, como mais tarde publicado por Gussenbauer em 1874 perante a Associação Cirúrgica Alemã. O paciente tinha três anos de idade e foi-lhe diagnosticado um tumor subglótico da laringe. O paciente terminou a cirurgia após sete meses de cirurgia devido a uma recorrência do tumor. Este facto deve-se à extraordinária e rica história da laringectomia, que envolveu muitos cirurgiões, em primeiro lugar alemães e austríacos, seguidos de alguns italianos, franceses, ingleses e americanos. Na literatura francesa, afirma-se que a primeira laringectomia foi realizada e descrita por sua técnica Desault em 1810 (Bien et al., 2008; Padovan, 1982).

No Congresso de Londres, em 1881, foram analisadas as 30 laringectomias anteriores e este método foi rejeitado como forma de tratamento do cancro da laringe porque a mortalidade pós-operatória imediata era superior a 40%. Apenas um paciente viveu por 4 anos. As principais razões para o insucesso foram: hemorragia extensa durante a cirurgia, infeção da ferida e pneumonia por aspiração. Todos estes três momentos foram reduzidos ao mínimo. Graças ao método cirúrgico moderno e à técnica de transfusão de sangue, a hemorragia durante a cirurgia já não representa qualquer perigo (Padovan, 1982).

Na antiga Jugoslávia, a primeira laringectomia completa foi realizada antes da Primeira Guerra Mundial. Assim, em 1913, a primeira laringectomia completa foi efectuada por Masek em Zagreb, e na Sérvia, em Belgrado, por Fotic em 1939. Nessa altura, a mortalidade era elevada devido a complicações pós-operatórias.

A laringectomia total é um procedimento cirúrgico extenso e radical que remove completamente a laringe, a musculatura pré-arterial e o osso hioide (dependendo da amplitude do procedimento).

A laringectomia total pode ser alargada à base da língua, à faringe, à traqueia, à glândula tiroide e ao tecido do solo pré-laríngeo, incluindo a pele.

A laringectomia total é realizada no cancro laríngeo major, quando se esgotam todas as possibilidades de intervenção parcial, uma vez que a laringectomia total expõe o doente a um grande stress psicológico, tanto devido à doença subjacente como à perda de um órgão muito importante no funcionamento global do organismo e dos órgãos envolvidos na realização da comunicação Petrović-Lazić, 2006; Petrović-Lazić et al.,

2010b).

A laringectomia total é uma operação radical que leva à perda permanente do gerador e da parte do ressonador da voz, a laringe, que cria o tom laríngeo básico. Leva à alteração das relações anatómicas normais no pescoço, causando perturbações na comunicação e alterando o estado psicossocial do paciente (Mitrović, 2008). É realizada se o tumor laríngeo estiver avançado (T3 e T4) e a laringectomia parcial não puder ser realizada.

A laringectomia total provoca alterações físicas e funcionais que podem afetar o estado emocional e algumas das funções mais básicas da vida, incluindo a respiração, a deglutição e a comunicação (Attieh et al., 2008).

A laringectomia total expõe o doente a um grande stress mental, quer devido à doença subjacente, quer devido à perda de um órgão muito importante no funcionamento geral do corpo (Petrović-Lazić, 2001). É o resultado de alterações físicas e funcionais que podem afetar o bem-estar emocional e algumas das funções mais básicas da vida, incluindo a respiração, a deglutição e a comunicação (Doyl & Keith, 2005). Os tumores da cabeça e do pescoço podem afetar e danificar estruturas anatómicas e funcionais importantes relacionadas com a aparência física de uma pessoa, o poder da fala e da comunicação, e levar à interação social e ao declínio da qualidade de vida (Mc Grouther, 1997).

Após a laringectomia total, é efectuada uma traqueotomia, intervenção cirúrgica que faz uma abertura na parte anterior do colo do baço. A respiração é efectuada através do *traqueostoma*, no qual é implantada a cânula, temporária ou permanentemente, e a perda da fala requer procedimentos terapêuticos para a obtenção de voz e fala *alares*. Na entrada do esófago, a partir das estruturas do esfíncter esofágico superior, forma-se uma nova fonte de voz *(neoglote)*.

A fonte de vibração tem origem no músculo *cricofaríngeo* e no músculo constritor *da faringe* (van Weissenbruch, 1996).

Após a laringectomia total, pode haver *disguesia* (diminuição do paladar) que pode ocorrer devido a uma alteração da mucosa da cavidade oral para *o* segmento *faringofágico* da ingectomia em doentes com *disosmia* (diminuição do olfato). O paladar pode ser alterado por radiação, quimioterapia ou alternativas cirúrgicas. A perda da função de odor e sabor após a laringectomia total deve-se à incapacidade de passagem de partículas perfumadas pelo nariz, enquanto o paladar está intimamente relacionado com o sentido do olfato.

A laringectomia não deve ser considerada no fim, mas no início, a partir do momento em que o doente enfrenta novos problemas e sofrimentos que parecem insuperáveis. A operação salva a vida do doente, mas retira-lhe a voz, o que torna extremamente difícil e, em muitos casos, é impossível voltar à sua atividade e modo de vida anteriores. A pessoa a quem foi retirada a laringe responde à tentativa de falar com um tatear incompreensível (Green, 1980).

Capítulo 4. Reabilitação dos doentes laringectomizados

A laringectomia total continua a ser o método de escolha no procedimento para a remoção do cancro da laringe. Nos últimos trinta anos tem-se registado uma melhoria significativa no processo de reabilitação dos doentes laringectomizados, o que tem alterado e melhorado significativamente a sua qualidade de vida (Brown et al., 2003).

A reabilitação da voz dos doentes laringectomizados é um tipo de reabilitação muito importante, que permite aos doentes com graves deficiências da fala uma mais fácil ressocialização e, assim, aliviar ao máximo os graves problemas psicológicos, sociais e profissionais (Petrović-Lazić et al., 2004).

A reabilitação da voz após a laringectomia é um aspeto importante da reabilitação que permite que os pacientes com deficiências graves da fala facilitem a ressocialização e, assim, maximizem a mitigação de problemas psicológicos, sociais e ocupacionais graves (Petrović-Lazić, Ivanović, Kosanović, 2004).

A reabilitação começa praticamente a partir do momento em que o doente é informado de que a laringe tem de ser removida.

A reabilitação começa praticamente a partir do momento em que o doente declara que tem de remover cirurgicamente a laringe. A reabilitação deve ser efectuada de acordo com um plano específico que inclui métodos pré-desenvolvidos que determinam a reabilitação pré-operatória e pós-operatória. A reabilitação da fala integra elementos de reabilitação psicológica e social. É desejável que os doentes laringectomizados reabilitados, com ou sem fala, apareçam na preparação pré-operatória do doente, o que demonstrará as suas capacidades de fala, estabilidade emocional e social.

O objetivo da reabilitação é melhorar a sua adaptação social e profissional, proporcionando-lhes uma reabilitação adequada, bem como uma voz psicoacusticamente aceitável (Vazquezetal., 2006; Petrovic-Lazic, 2015).

A reabilitação da fala é um processo complexo e ativo que requer o envolvimento e a cooperação de uma pessoa laringectomizada e de um patologista vocal.

O sucesso da terapia depende, em grande medida, da sua cooperação (Kralj i sar., 2004; Petrović-Lazić e Kulić, 2014).

Uma pessoa com laringite deve estar consciente do facto de que o seu sucesso na recuperação da capacidade de falar depende da sua motivação pessoal, paciência e vontade de continuar a viver e a trabalhar como no passado.

As possibilidades básicas de reabilitação vocal após a laringectomia total são o desenvolvimento das habilidades de fala esofágica, a punção traqueoesofágica com o uso de próteses vocais e o uso de eletro-laringe - fala eletro-rarial.

É necessário trabalhar pacientemente para adotar corretamente a *voz esofágica* e, desta forma, é possível obter um discurso esofágico de qualidade, que inclui uma intensidade óptima, fluência e, em primeiro lugar, discernimento do discurso. Os pacientes que adoptam com sucesso este modo de falar têm uma voz natural, independente da correção de outros dispositivos como a eletrólise. A fala é espontânea, compreensível, sem ruídos de traqueostomia e sem gestos facial-orais. As vantagens desta técnica são o facto de não necessitarem de próteses e de movimentos das mãos.

A eficiência da fala esofágica pode ser influenciada por factores locais e gerais.

Os factores locais são:

- a forma de pseudoglote,

- largura do farchis,

- a presença ou ausência de osso hioide,

- cicatrizes na zona da boca do esófago,

- consequências da radiação, recidiva do tumor.

Os factores gerais são:

- o estado psicológico do paciente,

- inteligência,

- idade,

- doenças gerais,

- interesse do paciente,

- motivação para o contacto com o ambiente,

- a capacidade dos terapeutas para efectuarem a reabilitação (Petrovic-Lazic et al., 2010b).

A fala eletromecânica é a fala mais comummente utilizada pelos doentes. Pode ser usado imediatamente após a cirurgia, mas também por aqueles pacientes que não são capazes de dominar alguma outra forma de reabilitação da fala (Sapienza et al., 2012).

Em 1942, Wrigth desenvolveu o primeiro feixe de electrões conhecido como Sonovox (Blom et al., 1998). As próteses electrónicas são laringes artificiais a pilhas. As mais utilizadas são a laringe transcervical e a laringe transoral. A laringe artificial transcervical é um vibrador eletrónico que é colocado do exterior para o pescoço, e a transmissão das suas vibrações ativa o ar no intestino e na cavidade oral. As vibrações da laringe artificial transparente são transmitidas através de um tubo do redemoinho para a cavidade oral. São usados principalmente por pacientes após terapia de ar, que devido a alterações no pescoço não podem usar um dispositivo transcervical (Petrović-Lazić et al., 2010b). A vantagem do eletrolarinx é que pode ser usado imediatamente após a cirurgia e a fala eletromecânica pode ser facilmente aprendida, e o lado negativo do eletrolarinx é que produz tom ou zumbido que é percebido como uma fala de um robô, fala mecânica, o que diminui a sua compreensibilidade, então uma mão está sempre ocupada, Porque é um dispositivo eletrónico portátil (Sapienza et al., 2012) e é mais difícil conseguir o contato social desses pacientes.

A prótese vocal é uma válvula unidirecional que permite a estabilidade da passagem do fluxo de ar desde a artéria até ao segmento faringo-esofágico. Ao mesmo tempo, evita a aspiração de alimentos e líquidos aquando da deglutição. A instalação de próteses vocais permite utilizar o reservatório de ar fisiológico - os pulmões - para a produção da voz e da fala. A voz assim produzida chama-se voz traqueo-esofágica. Para permitir o método de produção da voz, é necessário fechar a abertura da traqueostomia. Desta forma, o doente pode produzir a voz imediatamente após a cirurgia.

Há duas maneiras de instalar uma prótese:

1. Instalação primária de próteses vocais e

2. Instalação de prótese vocal secundária.

A inserção primária de próteses vocais é efectuada após a remoção cirúrgica da laringe durante a laringectomia total. É efectuada uma punção traqueo-esofágica e, em seguida, a prótese vocal é inserida na abertura da fístula. A implantação secundária de próteses vocais pode ser efectuada alguns meses após a instalação primária, realizada sob anestesia geral e requer uma nova cirurgia. A vantagem da implantação primária das próteses vocais em relação à secundária é que não requer exposição adicional ao procedimento cirúrgico.

Capítulo 5. Qualidade de vida nos doentes laringectomizados

A qualidade de vida (QV) é atualmente o conceito mais atual da ciência moderna. A qualidade de vida é multidimensional. Os especialistas criam vários conceitos de qualidade de vida (Nováček, 2005). Considera-se também que a qualidade da experiência da própria existência afecta a Qualidade de Vida (Zvírotský, 2006).

Em medicina, o esforço não é apenas quantitativo: preservar a vida e a saúde, mas também qualitativo, a qualidade de vida na saúde e na doença (Blankertz, 2007).

Embora a Qualidade de Vida não seja fácil de definir, a literatura apresenta uma série de tentativas para definir este termo subjetivo. Algumas destas tentativas definem a Qualidade de Vida como um estado de bem-estar que inclui duas componentes: a capacidade do doente para realizar actividades diárias que mantenham o bem-estar físico, psicológico e social; e a satisfação do doente com os níveis de funcionamento e de controlo da doença (Bottomley, 2002).

Calman 1984 define a qualidade de vida dos doentes com cancro como a distinção entre as expectativas do doente e as pequenas realizações que melhoram a sua qualidade de vida.

A Organização Mundial de Saúde (OMS) define a saúde como "um estado de completo bem-estar físico, mental e social, e não apenas a ausência de doença ou fraqueza". "A definição foi assinada por 61 representantes de Estados (OMS, 1946). Esta declaração alarga o conceito de saúde, incluindo não só os aspectos físicos e mentais, mas também os sociais. O conceito de Qualidade de Vida é mais amplo do que o conceito de saúde. A Qualidade de Vida é considerada multidimensional, pois abrange uma vasta gama de aspectos, incluindo o bem-estar físico, funcional, emocional e social, e a satisfação. É também subjectiva, pois só pode ser entendida do ponto de vista do doente (Cella, 1992; Bowling, 2005).

A qualidade de vida é mensurável através de diferentes questionários. Existem mais de 40 questionários utilizados em oncologia (Schwartz et al., 2001; Silveira et al., 2010). Cada questionário tem as suas próprias deficiências e vantagens.

O doente é a pessoa mais indicada para avaliar a sua qualidade de vida e deve ser ele a preencher o questionário de qualidade de vida (Aaronson, 1989; Cella, 1993; Cella, 1994; Blazeby, 2001).

Capítulo 6. O objetivo da investigação

O objetivo deste estudo foi avaliar a qualidade de vida dos doentes após laringectomia total e determinar o impacto que a reabilitação vocal tem na melhoria da qualidade de vida destes doentes.

Capítulo 7. Metodologia da investigação

A investigação envolveu 25 participantes do sexo masculino do grupo experimental e o grupo de controlo foi constituído por 20 inquiridos. O grupo experimental era constituído por doentes após laringectomia total. A idade dos inquiridos variou entre 54 e 72 anos, com uma média de 61,08 anos. Os pacientes foram enviados para terapia da fala após a conclusão do tratamento (apenas operatório ou combinação de tratamento operatório com radioterapia), a fim de dominar um método de fala: esofágico ou eletrolaríngeo. Neste caso, os doentes dominaram a fala esofágica. Os tratamentos de 23 pacientes foram efectuados duas vezes por semana e uma vez por semana para dois pacientes, devido à distância da sua residência a uma determinada instituição. A duração de cada tratamento foi de 25 a 45 minutos e o tempo para dominar a fala esofágica variou de quatro a sete meses (média de 5,5 meses). A avaliação subjectiva da voz foi realizada com recurso ao Questionário SF-36, composto por 36 questões, das quais 35 questões estão agrupadas em oito domínios: funcionamento físico, capacidade física, bem-estar emocional, vitalidade, funcionamento social, saúde mental, dor física e saúde geral, e uma questão refere-se à alteração da saúde relativamente ao ano anterior ao estudo, ou seja, se a saúde atual é melhor, igual ou pior (Ware & Sherbourne, 1992). As pontuações resultantes variam de 1 a 100, sendo que as pontuações mais elevadas indicam uma melhor qualidade de vida. Os inquiridos preencheram um questionário pela primeira vez quando vieram à clínica e pela segunda vez 15 a 30 dias após a conclusão da reabilitação vocal. O tempo de preenchimento do questionário não foi restrito. Antes do início do questionário, foi explicado a cada inquirido o plano de investigação.

Das medidas de estatística descritiva, foi utilizada a média com o respetivo desvio-padrão, bem como o mínimo e o máximo. Foram utilizadas a frequência e as percentagens. As diferenças entre grupos foram determinadas utilizando o teste t para amostras independentes grandes, bem como o teste t para amostras emparelhadas. O coeficiente de correlação de Pearson foi utilizado para testar a ligação entre duas variáveis contínuas. A significância estatística foi definida ao nível de probabilidade da hipótese nula de $p \leq 0,05$ a $p < 1$. O processamento e análise estatística foram efectuados no programa informático SPSS ver. 20 (Statistical Package for the Social Sciences).

Capítulo 8. RESULTADOS

O estudo envolveu 45 inquiridos, 25 inquiridos estavam no grupo experimental e 20 inquiridos estavam no grupo de controlo. O grupo experimental era constituído por inquiridos do sexo masculino, após laringectomia total, que dominavam a fala esofágica (Tabela 1). Todos os inquiridos eram fumadores, com diferentes habilitações literárias (principalmente o ensino secundário) e profissões. Os inquiridos eram maioritariamente oriundos de zonas urbanas.

Tabela 1.

Indicadores descritivos, o grupo experimental

		Frequency	Percentage
Gender	Female	0	0
	Male	25	100
Smoking status	Smoker	25	100
	Non-smoker	0	0
Edukation	Primary schol	2	8
	High scol	17	68
	VSS and more	6	24
Interest	Enginner	4	16
	Craftsman	10	40
	Farmer	4	16
	Economist	2	8
	Trader	2	8
	Cop	1	4
	Baker	1	4
	Waiter	1	4
City life	Village	8	32
	City	17	68
Vokal rehabilitation	Esophageal speech	25	100
	Electrolarynx	0	0

A idade dos inquiridos varia entre 54 e 72 anos, sendo a idade média de 61,08 anos (Quadro 2). O tempo de tabagismo varia de 19 a 50 anos, com uma média de 33 anos. O tempo de serviço varia de 17 a 40 anos. O tempo médio de serviço é de 29,9 anos.

Tabela 2.

Indicadores descritivos, o grupo experimental

	N	Mínimo	Máximo	M	SD
Idade	25	54.00	72.00	61.0800	5.07379
Duração do tabagismo (anos)	25	19	50	33.00	7.159
Tempo de serviço	21	17	40	27.90	6.518

N - número de inquiridos, Mínimo - mínimo, Máximo - máximo, M - média aritmética (mediana), DP - desvio-padrão,

A escala SF-36 foi utilizada para medir o funcionamento dos inquiridos nas seguintes áreas: capacidade funcional, capacidade física, capacidade emocional, vitalidade, bem-estar emocional, funcionamento social, dor e saúde geral. A Tabela 3 mostra os valores da escala SF-36 antes e depois da reabilitação vocal. Os valores médios (M) mostram que antes do tratamento os entrevistados tinham a menor pontuação na subescala relacionada à capacidade física, 0,00, e a pontuação após o tratamento aumentou significativamente e chegou a 97,00. A pontuação mais baixa antes do tratamento também foi nas subescalas relacionadas ao funcionamento social, 13,50, saúde geral 15,80 e vitalidade 17,00, enquanto as pontuações mais altas foram nas subescalas envolvendo dor, 94,60 e capacidade funcional, 66,20, o que pode ser visto na Figura 1.

Após o tratamento, registou-se um aumento significativo da produção em todos os subtestes, o que pode ser observado na Figura 2. As pontuações mais baixas obtidas nos subtestes sugerem um estado de saúde geral muito mau dos doentes antes do tratamento, e o aumento das pontuações após o tratamento mostra a sua melhoria no conjunto.

Quadro 3.

Escala SF-36 no grupo experimental antes e depois do tratamento

		N	Min	Max	M	SD
	Physical functioning	25.00	40.00	85.00	66.20	11.57
	Role limitations due to physical health	25.00	0.00	0.00	0.00	0.00
	Role limitations due to emotional problems	25.00	33.33	33.33	33.33	0.00
Before treatment	Energy/ fatigue	25.00	0.00	40.00	17.00	10.90
	Emotional well being	25.00	0.00	44.00	20.96	10.47
	Social functioning	25.00	0.00	25.00	13.50	8.00
	Pain	25.00	67.50	100.00	94.60	8.25
	General health	25.00	5.00	35.00	15.80	8.50
	Physical functioning	25.00	65.00	100.00	89.60	6.91
	Role limitations due to physical health	25.00	25.00	100.00	97.00	15.00
	Role limitations due to emotional problems	25.00	33.33	66.67	64.00	9.23
After treatment	Energy/ fatigue	25.00	70.00	95.00	85.20	6.37
	Emotional well being	25.00	68.00	100.00	87.36	8.14
	Social functioning	25.00	100.00	100.00	100.00	0.00
	Pain	25.00	100.00	100.00	100.00	0.00
	General health	25.00	55.00	85.00	71.60	7.74

N - número de inquiridos, Mínimo - mínimo, Máximo - máximo, M - média aritmética (mediana), DP - desvio-padrão

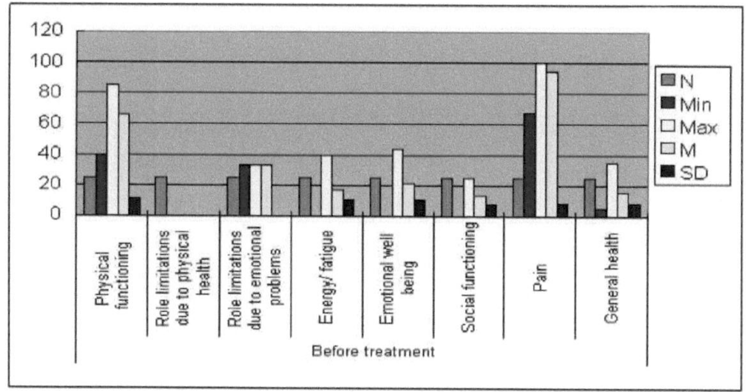

Figura 1. Antes da reabilitação vocal

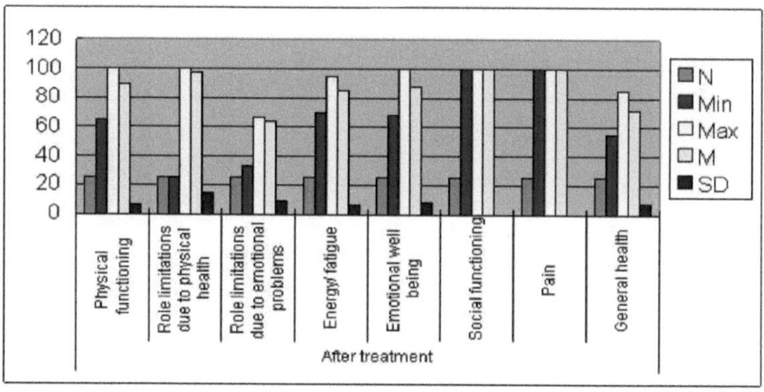

Figura 2. Após a reabilitação vocal

A Tabela 4 apresenta os resultados obtidos no grupo de controlo, que apresenta pontuações relativamente elevadas em todos os subtestes; a pontuação mais elevada foi obtida nas subescalas relativas à ausência de dor, funcionamento social adequado e ausência de limitações físicas nas actividades diárias e no trabalho. Os resultados mostram um bom, muito bom e excelente funcionamento destes inquiridos em todos os domínios.

Quadro 4

Escalas SF-36 no grupo de controlo

	N	Mínimo	Máximo	M	SD
Funcionamento físico	20.00	90.00	100.00	99.50	2.24
Limitações de funções devido à saúde física	20.00	100.00	100.00	100.00	0.00
Limitações de funções devido a problemas emocionais	20.00	66.67	66.67	66.67	0.00
Energia/ fadiga	20.00	80.00	95.00	89.00	7.00
Bem-estar emocional	20.00	68.00	100.00	85.80	10.74

27

Funcionamento social	20.00	100.00	100.00	100.00	0.00
Dor	20.00	100.00	100.00	100.00	0.00
Saúde geral	20.00	45.00	95.00	73.00	16.42

N - número de inquiridos, Mínimo - mínimo, Máximo - máximo, M - média aritmética (mediana), DP - desvio-padrão.

O teste t para amostras emparelhadas foi utilizado para examinar se se verificaram alterações nos resultados dos inquiridos medidos pela escala SF-36 antes e depois do tratamento (Quadro 5).

Registaram-se alterações em todos os subtestes, ou seja, nas funcionalidades medidas. Todas as significâncias estatísticas estão ao nível de 0,01. Uma pontuação mais elevada na escala SF-36 significa uma melhor funcionalidade, pelo que se pode ver que o valor médio (M) é mais elevado após o tratamento em todos os subtestes. Por conseguinte, a funcionalidade de todos os elementos medidos é melhor após o tratamento.

Quadro 5

A diferença antes e depois do tratamento da escala SF-36, o grupo experimental

	M	SD	t	df	p
Funcionamento físico, antes	81	18.85	-6.108	44	**.000**
Funcionamento físico, após	94	7.28			
Limitações de funções devido à saúde física, antes de	44.44	50.25	-6.782	44	**.000**
Limitações de funções devido à saúde física, após	98.33	11.18			
Limitações de funções devido a problemas emocionais, antes	48.15	16.75	-7.026	44	**.000**
Limitações de funções devido a problemas emocionais, após	65.19	6.95			
Energia/ fadiga, antes	49	37.35	-3.017	44	**.000**
Energia/ fadiga, depois	86.89	6.85			
Bem-estar emocional, antes	49.78	34.22	5.1	44	**.000**
Bem-estar emocional, depois	86.67	9.3			
Funcionamento social, antes	51.94	43.87	6.54	44	**.000**
Funcionamento social, depois	100	0.00			
Dor, antes	97	6.67	0.99	44	**.000**
Dor, depois	100	0.00			
Saúde geral, antes	41.22	31.34	4.67	44	**.000**
Saúde geral, após	72.22	12.23			

M- média aritmética (mediana), DP- desvio padrão, teste t, df - grau de liberdade, p- significância estatística

O teste t para grandes amostras independentes foi utilizado para verificar se existia uma diferença estatisticamente significativa entre o grupo experimental no início da medição e o grupo de controlo, e entre o grupo experimental no final da medição e o grupo de controlo (Tabela 6). A significância estatística está ao nível de 0,01. Quando

28

se observam os valores médios (M), verifica-se que o valor médio é mais baixo no grupo experimental no início da avaliação do que no grupo de controlo.

Tabela 6.

A diferença entre o grupo experimental e o grupo de controlo na escala SF-36

		M	SD	t	df	p
Physical functioning, before treatment	Experimentel	66.20	11.57			
	Control	99.50	2.24	-14.06	26.22	*0.00*
Role limitations due to physical health, before tretment	Experimentel	0.00	0.00			
	Control	100.00	0.00	/	/	/
Role limitations due to emotional problems, before tretment	Experimentel	33.33	0.00			
	Control	66.67	0.00	-14.02	26.52	*0.00*
Energy/ fatigue, before tretment	Experimentel	17.00	10.90			
	Control	89.00	7.00	-26.84	41.27	*0.00*
Emotional well being, before tretment	Experimentel	20.96	10.47			
	Control	85.80	10.74	-20.35	40.40	*0.00*
Social functioning, before tretment	Experimentel	13.50	8.00			
	Control	100.00	0.00	-54.04	24.00	*0.00*
Pain, before tretment	Experimentel	94.60	8.25			
	Control	100.00	0.00	-3.27	24.00	*0.00*
General health, before tretment	Experimentel	15.80	8.50			
	Control	73.00	16.42	-14,14	27.04	*0.00*
Physical functioning, after tretment	Experimentel	89.60	6.91			
	Control	99.50	2.24	-6.74	30.04	*0.00*
Role limitations due to physical health, after tretment	Experimentel	97.00	15.00			
	Control	100.00	0.00	-1.00	24.00	0.33
Role limitations due to emotional problems, after tretment	Experimentel	64.00	9.23			
	Control	66.67	0.00	-1.44	24.00	0.16
Energy/ fatigue, after tretment	Experimentel	85.20	6.37			
	Control	89.00	7.00	-1.88	38.99	0.07
Emotional well being, after tretment	Experimentel	87.36	8.14			
	Control	85.80	10.74	0.54	34.68	0.59
Social functioning, after tretment	Experimentel	100.00	.00000a			
	Control	100.00	.00000a	/	/	/
Pain, after tretment	Experimentel	100.00	.00000a			
	Control	100.00	.00000a	/	/	/
General health, after tretment	Experimentel	71.60	7.74			
	Control	73.00	16.42	-0.35	25.71	0.73

M- média aritmética (mediana), DP- desvio padrão, teste t, p- significância estatística, df - graus de liberdade

Em contraste com este resultado, não existe uma diferença estatisticamente significativa entre o grupo experimental no final da medição e o grupo de controlo na maioria dos subtestes. Além disso, após o tratamento, apenas se verifica uma diferença num subteste, o funcionamento físico. O funcionamento físico do grupo de controlo é

29

um pouco melhor (M = 99,50) do que o do grupo experimental após o tratamento (M = 89,60). Embora exista uma diferença estatisticamente significativa, a pontuação da funcionalidade física e do grupo experimental após o tratamento é boa porque a média é elevada (M = 89,60), se soubermos que o máximo é 100.

Capítulo 9. Discussão

Os resultados deste estudo mostram que o cancro da laringe ocorre mais frequentemente nos homens do que nas mulheres, o que é semelhante aos resultados de estudos anteriores. O carcinoma da laringe é 4-5 vezes mais comum nos homens do que nas mulheres (Petrović-Lazić i sar., 2004). A percentagem de pacientes com cancro da laringe é maior entre os inquiridos do sexo masculino (Dragičević, 2013). O carcinoma da laringe é discernível com mais frequência em indivíduos do sexo masculino do que nas mulheres, a proporção foi de 91,5%: 8,55 (Rosso et al., 2012), enquanto a proporção de 90,9% nos homens e 9,1% nas mulheres (Mumović, 2008).

A idade dos inquiridos neste estudo variava entre 54 e 72 anos, com uma média de 61,08 anos. Outros estudos obtiveram resultados semelhantes. A idade média dos inquiridos foi de 63 anos (Woodard et al., 2007). De acordo com (Mumović, 2008), 80% dos pacientes têm idade entre 50 e 70 anos. O carcinoma da laringe ocorre ao longo de um período de 61 a 70 anos (Dragičević, 2013).

A avaliação da qualidade de vida neste estudo foi realizada através da escala SF-36, um dos instrumentos mais utilizados em doentes com cancro da laringe, que se revelou altamente fiável e válido (Masconi et al., 2000; Weymuller et al., 2000; Armstrong et al., 2001).

Estes doentes apresentam numerosos sintomas em vários domínios: saúde geral e dor diminuídas, comunicação e nutrição prejudicadas, sintomas psicológicos que incluem depressão, irritabilidade, perda de autoestima (sensação ocasional de vergonha), relações sociais prejudicadas, incluindo problemas com o parceiro (relações sexuais) e com outros membros da família, uma redução dos rendimentos e uma sensação de inutilidade. Tudo isto tem um impacto negativo na vida quotidiana destes doentes (Babin, et al., 2008) e, por conseguinte, na sua qualidade de vida. Os resultados deste estudo mostraram que os pacientes antes de uma reabilitação vocal têm uma pior qualidade de vida. Devido à sua aparência física, cujo valor médio foi de M = 0,00 após a operação e antes da reabilitação vocal, estavam limitados nas actividades sociais e no trabalho (M = 13,50), o que teve um impacto negativo no seu estado de saúde geral (M = 15,80) e criou uma sensação de exaustão (M = 17,00).

Em comparação com os resultados do grupo de controlo, nota-se uma grande diferença. Existe uma diferença estatisticamente significativa entre o grupo experimental no início da avaliação e o grupo de controlo em todos os subtestes. A significância estatística está ao nível de 0,01.

Quando se observam os valores médios (M), verifica-se que são mais baixos no grupo experimental no início da medição do que no grupo de controlo.

A diferença também está presente no funcionamento físico em comparação com os resultados do grupo de controlo (Schuster et al., 2003).

Neste estudo, a aparência física e a incapacidade de falar reflectiram-se negativamente no estado emocional do doente e, consequentemente, no declínio da qualidade de vida destes doentes, como também se pode verificar em estudos anteriores (Mc Grouther, 1997; Doyl et al., 2005).

As consequências físicas que resultam de uma laringectomia total restringem o doente a outras actividades sociais (Mohide et al., 1992). A remoção da laringe é um grande stress psicológico para o doente, que se reflecte negativamente na sua capacidade funcional e qualidade de vida (Morton, 2003). A presença de traqueostomia causa desconforto e perda de autoestima e a incapacidade de comunicação com a família e amigos pode levar ao isolamento social (Trzcieniecka-Green et al., 2007).

No entanto, (DeSanto et al., 1995) sugerem que os doentes submetidos a laringectomia total estão muito mais preocupados com a presença da traqueostomia e com a perturbação das actividades sociais do que com a perturbação da comunicação.

Após a reabilitação vocal, a pontuação na escala SF-36 aumentou significativamente, sendo que uma pontuação mais elevada significa uma melhor capacidade funcional. O valor médio (M) foi maior em todos os subtestes, com destaque para o funcionamento físico (M = 97,00). A inclusão dos pacientes no processo de reabilitação vocal e domínio da fala é um dos fatores importantes neste estudo que influenciou na melhora do estado emocional desses pacientes, mas também na sua qualidade de vida.

Em seu estudo, (Silva et al., 2015) sugerem que pacientes alterados por laringectomia total em comparação com a população normal têm menor qualidade de vida, mas o domínio da fala esofágica levou à melhora das capacidades físicas e funcionais. A inclusão dos pacientes no processo de reabilitação vocal .

Capítulo 10. Conclusão

A reabilitação vocal tem grande importância para os doentes após laringectomia total. O efeito positivo é conseguido, em primeiro lugar, através do domínio de alguns dos métodos da fala, ultrapassando depois o sentimento de vergonha devido à diferente aparência física após a operação, reforçando a auto-confiança e criando um sentimento de segurança. Atualmente, a qualidade de vida é mais frequentemente medida através de vários questionários escritos, através dos quais obtemos informações sobre o quanto o doente é capaz de realizar actividades diárias, através das quais observamos o seu estado mental, físico e funcional, mas também o quanto o doente está satisfeito com o nível de funcionamento alcançado e com o controlo da doença.

Referência

1. Armstrong, E., Isman, K., Dooley, P., Brine, D., Riley, N., Dentice, R., King, S., & Khanbhai, F. (2001). An investigation into the quality of life of individuals after laryngectomy. *Head Neck,* 23: 16-24.

2. van As, C.J., Hilgers, F.J.M., Verdonek-de Leeuw, I.M., Loopman-van Beinum, F.J. (1998). Análise acústica e avaliação perceptiva da voz da prótese traqueoesofágica. *J Voice.* 12: 239-248.

3. Babin, E., Sigston, E., Hitier, M., Dehesdin, D., Marie, J.P. & Choussy, O. (2008). Qualidade de vida em doentes com cancro da cabeça e do pescoço: factores preditivos, resultados funcionais e psicossociais. *Eur Arch Otorhinolaryngol,* 265: 265-270.

4. Bien, S., Rinaldo, A., Silver, C.E., Fagan, J.J., Pratt, L.W., Tarnowska, C. et al. (2008). História da reabilitação da voz após laringectomia. *Laryngoscope 118:* 453-458.

5. Bottomley, A. (2002). O doente com cancro e a qualidade de vida. *Oncologist,* 7: 120-5.

6. Bowling, *A.* (2005). Measuring health-A reviewof quality of life measurement scales. 3 ed. Berkshire: Open University Press.

7. Blom, ED. Evolução das próteses vocais traqueoesofágicas. Em: Blom, ED., Singer, MI., Hamaker, RC., editores. Tracheesophageal Voice Restoration Following Total Laryngectomy (Restauração da voz traqueoesofágica após laringectomia total). San Diego: Singular Publishing Group; 1998.p. 1-8.

8. Brown, D.H., Hilgers, F.J., Irish, J.C., Balm, A.J. (2003). Reabilitação vocal pós-laringectomia: estado da arte no milénio. *World JSurg. 27(7):* 824-31.

9. Brouha, X., Tromp, D., Hordijk, G.J., Winnubst, J., De Leeuw, R. (2005). Papel do álcool e do tabaco no atraso do diagnóstico de doentes com cancro da cabeça e do pescoço. *Ata Otolaryngol;125(5):* 552-6.

10. Burch, I. D., Howe, G. R., Miller, A B. & Semenciu, R. (1981). Tobacco, alcohol,

asbestos, and nickel in the etiology of cancer of the larynx. *Journal of the National Cancer Institutes, 67,* 12191224.

11. Vázquez de la Iglesia, F., Fernández González, S. & de la Cámara Gómezc, M. (2006). Avaliação Espectral Qualitativa da Voz Esofágica. *Ata Otorrinolaringol Esp.57(7):* 319-23.

12. Vilascea, J., Chen, A.Y. & Backscheider, A.G. (2006). Long-term quality of life after total laryngectomy (Qualidade de vida a longo prazo após laringectomia total). *Head Neck,* 28: 313-320.

13. Giordano, L., Toma, S., Teggi, R., Palonta, F., Ferrario, F., Bondi, S., & Bussi., M. (2011). Satisfação e qualidade de vida em laringectomizados após reabilitação de prótese vocal. *Folia Phoniatr Logop,* 63:231-6.

14. Greene, M.C.L. (1980). *A voz e seus distúrbios.* 4th edn. Londres

15. DeSanto, L.W.,Olsen, K.D., Perry, W.C., Rohe, D.E. & Keith, R.L. (1995). Quality of life after surgical treatment of cancer of the larynx, 104:763-769.

16. Doyle, P.C. & Keith, R.L. (2005). Considerações contemporâneas sobre o tratamento e a reabilitação do cancro da cabeça e do pescoço: Voz, fala e deglutição. Austin,76-77.

17. Dragicevic, D. (2013). Govorna rehabilitacija totalno laringektomisanih pacijenata ugradnjom vokalnih proteza [doktorska disertacija]. Novi Sad: Univerzitet u Novom Sadu, Medicinski fakultet.

18. Đanić-Hadžibegović, A. (2013). *Utjecaj ekstraezofagealnog refluksa na ucestalost komplikacija u kvalitetu glasa bolesnika s govornom protezom.* Doktorska disertacija, Sveuciliste uZagrebu.

19. Kralj, Z., Manestar, M., & Sucic, M. (2004). *Kako pomoci laringektomiranima.* Zagreb: Zagrebacka liga protiv raka; Velika Gorica: Turopoljski glasnik. ISBN 95399848-0-7

20. Maier, H., Tisch, M., Kyrberg, H., Conradt, C., Weidauer, H. (2002). Exposição a substâncias perigosas no trabalho e nutrição. Factores de risco para carcinomas da

boca, da faringe e da laringe. *HNO 50(8):* 743-52.

21. Mitrovic, S. (2008). Komunikacija bez larinksa. *Medicinski pregled.* LXI. (3-4): 121-122.

22. Miljus, D., Zivkovic, S. eds. (2007). Cancer incidence and mortality in Central Serbia 2004. *Registo de cancro da Sérvia Central: Relatório n.º 6.* Belgrado: Instituto de Saúde Pública da Sérvia "Dr. Milan Jovanovic -Batut"

23. Mohide, E.A., Archibald, S.D., Tew, M., Young, J.E & Haines, T. (1992). Post - laryngactomy quality of life dimensions identifiend by patients and health care professionals. *Am JSurg,* 164: 619-622.

24. Morton, R.P. (2003). Estudos sobre a qualidade de vida dos doentes com cancro da cabeça e do pescoço: resultados de um estudo longitudinal de dois anos e de um inquérito cultural transversal comparativo. *Laringoscope,* 113: 1091-1103.

25. Mosconi, P., Cifani, S., Crispino, S., Fossati, R. & Apolone, G. (2000). O desempenho do inquérito de saúde SF-36 em pacientes com cancro da laringe. Grupo de trabalho italiano para o cancro da cabeça e do pescoço. *Head Neck,* 22: 175-82.

26. Mumović, G. (2008). *Terapija disfonije posleparcijalnih laringektomija primenom kompresije larinksa* [doktorska disertacija]. Novi Sad, Univerzitet u Novom Sadu, Medicinski fakultet.

27. Muscat, J.E. & Wynder, E.L. (1992). Tabaco, álcool, amianto e factores de risco ocupacionais para o cancro da laringe. *Cancer 69,* 2244-2251.

28. McGrouther, D.A. (1997). Facial disfigurement: the last bastion of discrimination (desfiguração facial: o último bastião da discriminação). *Br Med J,* 314-991.

29. Nesic, V. (2012). *Znacaj komorbiditeta za prezivljavanje bolesnika s planocelularnim karcinomomom larinksa.* Doktorska disertacija, Univerzitet u Beogradu, Medicinski fakultet, Beograd.

30. Padovan, I. (1982). *Otorinolaringologija.* Zagreb: Skolska knjiga.

31. Petrović, L M. (2001). *Fonopedija.* Beograd, Srbija: *Naucna knjiga.*

32. Petrović-Lazić, M. & Ivanković, Z. (2004). *Atlas govora i slusanja.* Beograd: Belgraphic.

33. Petrović-Lazić, M., Ivanković, Z. i Kosanović, R. (2004). Mogucnosti komunikacije laringektomiranih bolesnika. *Opsta medicina,* 10: 43-45.

34. Petrović-Lazić, M. (2006).Psihicke tegobe sa kojima se suocava laringektomirani bolesnik. *Beogradska defektoloska skola,* 3, 75-81.

35. Petrović-Lazić, M., & Kosanović, R. (2008). *Vokalna rehabilitacija glasa.* Beograd: Nova naucna. ISBN 86-475-0241-7.

36. Petrović-Lazić, M., Kosanović, R., & Vasic, M. (2010b). *Rehabilitacija laringektomiranih bolesnika.* Beograd: Nova naucna. ISBN 978-86-87449-03-9

37. Petrović-Lazić, M., Kulić, M. (2014). *Bioloski aspekti komunikacije kod laringektomiranih bolesnika.* Foca: Medicinski fakultet. ISBN 978-99976-625-0-7

38. Petrović-Lazić, M. (2015). *Αποκαταστаοη τηςομιλίας αοθενων με λαρυγγεκτομη* (Komunikacija laringektomiranih bolesnika, monografija na grckom jeziku). Thessaloniki: Diomidis Psomopoulos, Rodon. www.kesp.edu.gr ISBN 978-960-98421-9-8

39. Rosso, M., Kraljik, N., Mihaljevic, I., Siric, L., Sos, D. i Vranjes, Z. (2012). Epidemiologia do cancro da laringe no condado de Osijek-Baranja (Croácia Oriental). *Coll Antropol,* 36: 107-10.

40. Sapienza, C., Hoffman, B. Distúrbios da Voz: Segunda edição. San Diego, CA: Plural Publishing; 2012.

41. Silva, A.P., Feliciano, T., Freitas, S.V., Esteves, S. & Sousa, C.A. (2015). Qualidade de vida em pacientes submetidos à laringectomia total. *J Voice,* 29: 382-383.

42. Stankovic, P., Dukic, V. i Janosevic, LJ. (2004). Analiza kvaliteta zivota laringektomisanih bolesnika. *Ata Chir Jugoslav,* 51: 43-47.

43. Schuster, M., Lohscheller, J., Kummer, P., Hoppe, U., Eysholdt, U. &

Rasanowski, F. (2003). Qualidade de vida em laringectomizados após restauração protética da voz. *Folia Phoniatr Logop,* 55: 211-219.

44. Trigg, D.J., Lait, M. & Wenig, B.L. (2000). Influência do tabaco e do álcool no estádio do cancro da laringe. *Laryngoscope, 110,* 408-411.

45. Trzcieniecka-Green, A., Bargiel-Matusiewicz, K. & Borczyk, J. (2007). Qualidade de vida dos doentes após laringectomia. *Journal of Physiology and Pharmacology: an Official Journal of the Polish Physiological Society,* 58:699-704.

46. Hashibe, M., Brennan, P., Chuang, S.C., Boccia, S., Castellsague, X., Chen, C., et al. (2009). Interação entre o consumo de tabaco e álcool e o risco de cancro da cabeça e do pescoço: análise conjunta no Consórcio Internacional de Epidemiologia do Cancro da Cabeça e do Pescoço. *Cancer Epidemiol Biomarkers Prev. 18(2):* 541-50.

47. Cancro da cabeça e do pescoço: Multidisciplinary Management Guidelines. 4th edition. 2011.

48. Hinds, M.W., Thomas, D.B. & O'Reilly, H.P. (1979). Asbestos, raios-X dentários, tabaco e álcool na epidemiologia do cancro da laringe. *Cancer 44,* 11141120.

49. Hinds, M.W., Thomas, D.B. & O'Reilly, H.P. (1979). Asbestos, raios-X dentários, tabaco e álcool na epidemiologia do cancro da laringe. *Cancer 44,* 11141120.

50. Hirokazu, S. & Takahashi, H. (2000). *Sistema de geração de voz utilizando um vibrador intramouth para laringectomizados.* Tese de mestrado. Japão: Universidade de Tóquio.

51. Hoffman, M., Gottschlich, S., Gorogh, T., Lohrey, C., Schwarz, E., Ambrosch, P. et al. (2005). Human papilloma virus in lymph node neck metastases of head and neck cancers. *Ata Otolarynol. 125(4):* 415-21.

52. Cella, D.F. (1992). Qualidade de vida: o conceito. *JPalliat Care,* 8: 8-13.

53. Cvejic, D. & Kosanovic, M. (1982). *Fonijatrija.* Beograd: Zavod za udzbenike i nastavna sredstva.

54. Ware, J.E. & Sherbourne, C.D. (1992). O Inquérito de Saúde MOS 36-Item Short-

Form Health Survey (SF-36): I. Conceptual framework and item selection. *Medical Care,* 30: 473-483.

55. Weymuller, E.A., Yueh, B., Deleyiannis, F.W., Kuntz, A.L., Alsarraf, R., Coltrera, M.D. (2000). Qualidade de vida no cancro da cabeça e do pescoço. *Laryngoscope,* 110: 4-7.

56. van Weissenbruch, R. (1996). *Restauração da voz após laringectomia.* Tese de doutoramento, Universidade de Groningen, Países Baixos.

57. Woodard, T.D., Oplatek, A., Petruzzelli, G.J. (2007). Life after total laryngectomy: a measure of long-term survival, function and quality of life. *Arch Otolaryngol Head Neck Surg,* 133: 526-32.

58. Wu, L., Wan, C., Xiao, K., Wang, S., & Wan, M. (2014). Avaliação de um método para o controlo da fonte de voz específica da vogal de uma eletrolaringe utilizando informações visuais. *Speech Communication,* *57,* 39-49. doi: 10.1016/j.specom.2013.09.006.

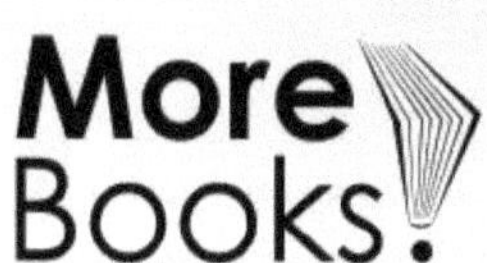

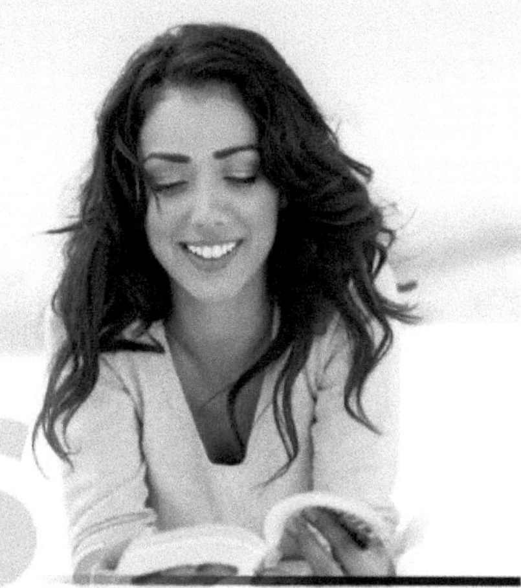

yes
I want morebooks!

Buy your books fast and straightforward online - at one of world's fastest growing online book stores! Environmentally sound due to Print-on-Demand technologies.

Buy your books online at
www.morebooks.shop

Compre os seus livros mais rápido e diretamente na internet, em uma das livrarias on-line com o maior crescimento no mundo! Produção que protege o meio ambiente através das tecnologias de impressão sob demanda.

Compre os seus livros on-line em
www.morebooks.shop

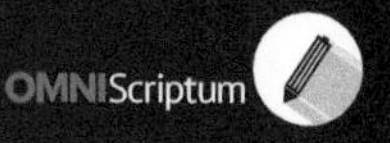

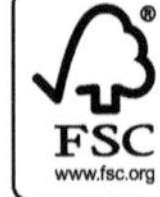

Printed by Books on Demand GmbH, Norderstedt / Germany